I0407594

Flores aguadas

Delfina Piña Exeni

2023

Copyright© Delfina Piña Exeni

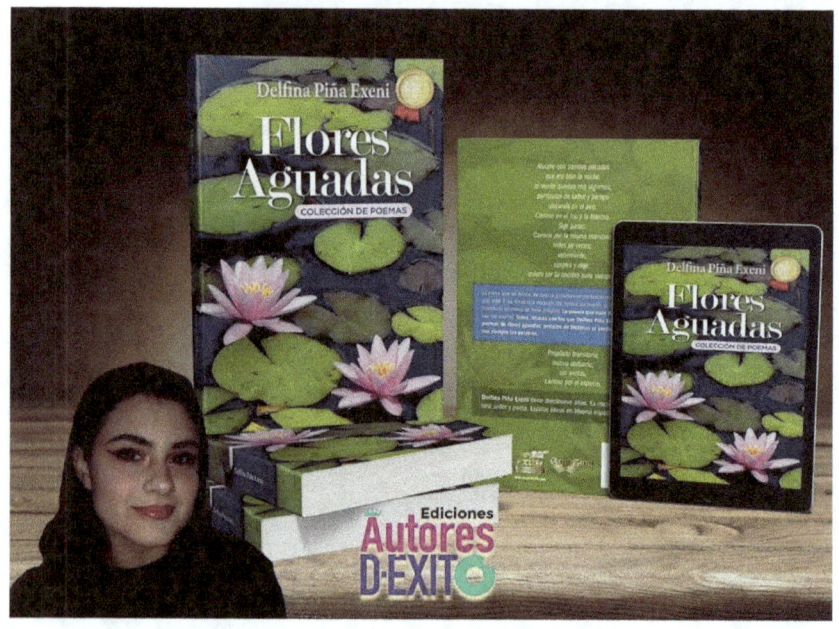

Primera edición: 21 de septiembre de 2023

ISBN: 9798858568230

Todos los derechos reservados

Editorial: Ediciones Autores de Éxito®

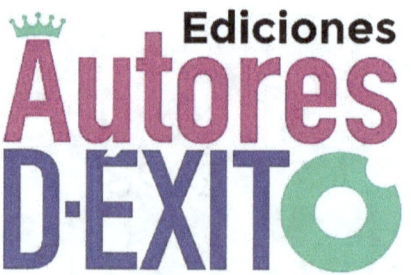

www.analiaexeni.com

poems by delfina piña

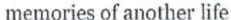

I hallucinate with past sounds that the night brings
I fancy a ringing in my ears
the wind breaks my tears
particles of flavour and time
scattered in the air
I walk in the cold and in the rain
confused
in a loop
I feel unnamed
I follow steps
silently wishing for redemption
or is this the past?
thousands of moments
I'm not sure I remember
defeated
I sigh and I say
I want to be your shadow forever

recuerdos de otra vida

alucino con sonidos pasados
que me trae la noche
el viento quiebra mis lágrimas
partículas de sabor y tiempo
viajando en el aire
camino en el frío y la llovizna
sigo pasos
camino por la misma manzana
miles de veces
vehemente
suspiro y digo
quiero ser tu sombra para siempre

ÍNDICE

1. Familia

El mentor.

La música y las rimas.

La miseria es mirra;

depende de quién la mira.

Pero luego,

cuando todas las puertas se cierran

y las luces ya no te admiran,

mira para atrás y recuerda

que tienes un trampolín infinito

hecho de incienso,

siglos y besos.

¿Tengo que decir sus nombres?

Pues importancia no le veo.

Personas del bien,

quizás familia,

quizás solo una brisa de invierno.

2. Mamá

Si es que hubo néctar,

si es que hubo miel,

si es que la dulce sabia del árbol

es la vid que te deja crecer,

adentro de un tronco comenzamos a nacer.

Pero ¿qué sin el as de diamantes?

Sin mamá, ¿qué vamos a hacer?

3. Trascender

Atrapada,

manos atadas,

no me puedo mover.

Deportada,

enmascarada;

tengo el reloj de arena,

el vidrio no se puede romper.

La suerte me ganó con su serenata,

el espejo me mintió

y me lavó los ojos.

Ahora veo bien.

Tercer,

cuarto ojo,

qué me importa

si yo voy a trascender.

Me saco todo y me meto al río,

que la lluvia me arrastre.

Yo sé que en algún momento voy a ser.

4. Lloro

Lloro por el dolor,

lloro por la canción,

lloro por un nogal cortado,

el hacha a mi corazón.

Sostengo mis verdades en la mano:

sal,

dejadez

y amor.

5. Dolor

Flores amarillas despreciadas,

perdidas por la ruta.

Grageas mágicas abandonadas,

quizás tiré la magia a la basura.

Mis aros de oro

adoran a mis bailarines,

mis magos rojos.

Siento el cansancio en tus ojos, Colorada.

Disculpame por tu regalo;

en mi dolor del bronce quemado

tus ojos veo sangrando.

6. Perdonar

¿Qué manera hay de abrir la puerta?,

sino con una llave de arena

formada con cada partícula

de todas las cositas de la tierra:

sonrisas,

dientes chuecos y ataques de alegría.

Mirá cómo sonreís con la música,

esa virtud rosada de la vida.

Si nuestras mentes se mantienen amarillas

ya no va a haber fiebre,

sino dos manos,

una amarga disculpa

y un abrazo para siempre.

7. Tornasolado

Quizás un tornado

o una luz verde

mostrando diez colores.

Tornasolado,

un papel plástico,

maleable,

desgraciado.

Camina como camina,

él es un desolado,

desarraigado.

No tengas miedo,

gato andaluz de los tejados,

porque, cuando grito: «¡Bigotes!»,

vos venís y te acurrucás a mi lado.

8.   Recuerdos encapsulados

Camino y veo

casasarbolespajarosnubesgente,

y me pregunto cuáles

casasarbolespajarosnubesgente

van a mudarse silenciosamente a mi cabeza,

con la aprobación de la sorpresa

o la apreciación,

juntas formando millones de esas

casasarbolespajarosnubesgente

para que pueda acceder,

sorprenderme y apreciar

y, si tengo un poco de suerte,

me pueda llevar

en una cajita de mi vida

a *ese* lugar.

9. Amores perros

Soy un galgo que corre

orejas contra el viento,

saltos infinitos pero cortos.

Las gotas de lluvia cortan mi rostro.

Corro, corro, corro.

El piso se distorsiona cuando lo toco,

mi camino se oscurece,

mis ojos se borran.

Exhalo una vez y pienso dos;

pestañeo,

y pierdo.

10. Diferente

¿Por qué nos traicionamos?

¿Por qué podía cerrar los ojos y tener tu cara
dibujada en mis párpados?

Si solo se iba a ir

ese dibujo,

como una imagen avergonzada

que cambia constantemente

y se muestra

diferente.

¿Es diferente?

11.   Solsticio

Qué días desiertos

los de un amanecer

en el solsticio del Sahara.

Siete sábados

se esperaban las bendiciones

y los besos de veinte diablos,

su columna derecha

camino hacia la secta.

Una serpiente de goma me acecha,

cables blancos en las piernas,

yarará o coral.

Dientes blandos y néctar dulce de arroz.

Recuerda el amor,

no lo llenes de locuras;

sé humano,

no te cambies de traje;

dejate la corbata,

desabotonate.

Dale, pibe,

metete al ring y peleá

con hiel,

sangre fría y pura.

Es todo parte de tu ser.

12.   Fe

Mirá, Dios,

yo tengo fe,

una fe de arlequín,

hoja en blanco,

extraña delgadez.

La fe besa mis labios,

esa melaza de mis entrañas

y tu sonrisa contagiosa.

Me miraste con amor

y vi a Dios.

Mi amor,

¿dónde estás?

Date vuelta,

mi mano en tu espalda,

quizás.

13.   Dragón

Una noche soñé con un fénix

arrasando con mil plumas

filosas.

Perfora mis narices

su perfume;

jazmín intoxicado,

cual fulgor,

crece incinerado en su propio fuego.

El fénix se hace dragón,

serpentea por las nubes,

quema mi cruz

avivando la llama de mi corazón.

14.   Dientito

Quizás te hayas dado cuenta,

quizás la magia te tomó por sorpresa,

pero esta brujita pequeña

toma su dientito en su correa.

Su aullido negro

es capaz de sacudir mil colmenas

pues, ¿qué es el hechicero sin su amuleto?

¿Y quién soy yo

si no tengo mi perro?

15.   Eterno

Siempre dije que quería un terrón,

azúcar encapsulada

o una canción que canté.

No me muestres la hilacha,

esa sonata de tu corazón.

Abrazá la cruz y encontrá tu fe.

16.   Para siempre

No hay pecados por cometer

o flores por pertenecer;

que días malos,

que miseria en tu comer.

Yo me duermo para siempre

y, cuando me despierto, recuerdo el sueño de nuevo.

Quizás me levante a jugar.

17.   **Escribo sin miedo**

Escribo sin miedo,

sin respuestas,

sin miedo de rimar.

Mi rosario se rompió;

miles de cuentas para tirar.

Tres oraciones...

Ya solita me puse a rezar.

18.   Lleno el vaso

Tomo de la vid del vientre de María

y sé que mis fantasías serán verdad.

Cierro los ojos,

pues el agua me va a renovar.

19.   Sempiterno

Yo siempre dije

el amor es sempiterno

porque sus napas no sufren

el calor de nuestros infiernos.

Más allá de la catástrofe

y más allá del disparate,

el amor que yo te tengo

no se lo pueden llevar

ni los mares.

Las olas perforan tus besos

y la distancia forma un retroceso.

Pero ¿qué vas a hacer

si tu piedra laminada no se frota más con mis
cálidos huesos?

20.   Suske

Qué cordón umbilical marrón,

qué pequeño pedacito de perdón.

Un perrito nerviosito

que come un montón.

21.   Delfina

Treinta veces y unas más camina

por la isla

pensando en pensamientos que

la ponen a la deriva.

Gigantes arrecifes.

Decidida, en la cima,

no sé ni a dónde ir.

¿Por qué estoy perdida?

22.   Alegría

Verdes laureles

y estrellas infinitas.

No te burles de mi sonrisa.

Implorante estrella amarilla,

tu fulgor me calcina

o me trae pecas.

¿Sos buena, estrella?

¿O soy yo la maldita?

23. Tolerancia

A mi amiga espero con ansias.

María o Magdalena,

prostituta maldita,

yo lavo tus penas.

Dame tus pies ensangrentados, nena;

voy a besar tus talones violetas.

Metete en mi alma,

abrazá mi garganta,

haceme cantar,

mostrame el color rosa,

tolerá mi mente loca,

poneme la mano en la frente

y tranquila encendé la fogata.

Queman despacito tus manitos.

Te abrazo desde el cielo

y tus estrellas me gritan:

«Delfi, ¡no tengas miedo!».

24. Papá

En mi mente presiono un cubo de hielo.

Tu frente contra la mía,

lágrimas que me oprimen el pecho.

Dejalo que se derrita,

dejame tener el tiempo.

Vení y mirá al techo,

en tu lecho.

Mientras me acuesto en tu pecho

todo lo malo se va

y veo tus ojos

como dos grandes agujeros en el cielo.

25. Esperanza

El jacarandá de María Elena,

melodías argentinas,

judías o celtas.

Treinta años viene Fiona cantando esta mierda.

Condena

la colmena.

Mis cachetes hinchados, avergonzados

piensan

qué cosa de la pena,

qué disparate,

cuál disparo a la arena.

Una esposa muerta y el desnudo fantasma de
ella,

una linda sonrisa y mil quinientas condenas.

Por qué acaso el látigo me frena,

me llena un vaso de agua,

me mete a la lucha,

¿y me alienta?

26.   Un pantalón viejo

y una remera de John Lennon.

Qué tristeza la de mis lágrimas

contra la dura tela.

El desierto me mira.

Espejismo de invierno.

El agua no se termina

si en tus ojos no hay viento.

27.   Ardiente de locura

Conseguí la vid.

Quizás fue mi virtud oscura

de levantarme y, aun sin ganas,

seguir.

28.   Dialéctico

Tus ideas me vienen a la mente.

Yo soy tu proyector, una mujer con alma de hombre.

Sentémonos a mirar fijo al sol.

29.   Gracias

Cama de viento,

dientes de leche,

qué virtud tan ajena

la de cerrar los ojos y ver una enredadera.

30. Posiblemente

No te rías de mí

ni escupas en mi cara.

No te burles de mi fe

o de mi cara manchada de escarlata.

No me hagas daño,

no continúes esa cadena.

No me odies por lo que hice

ni tampoco me tengas pena.

31.   Tiempo

Las estrellas brillan muertas,

la luz enciende mi dolor.

Ahí vamos de vuelta.

Quemame con tu llama;

mi piel se derrite ante tu amor.

32.   **Ignorar**

Hablo sin rimar.

O susurro,

o grito,

o me empiezo a desesperar.

Ya puedo sentir;

las palabras me queman

como un sello de lacre para marcar.

33.   Bien

Palabras sometidas,

nave de fibra.

Tomo del aljibe

agua podrida.

Por favor,

bendecime, María.

34. Lugar escondido

Anoche soñé con un bote,

o una balsa,

o una embarcación gigante,

que llevaba ocho anclas

en un mar putrefacto.

Peces raros habitaban mi acuario

pues estoy encerrada.

Mi costa está seca.

Estamos anclados a la arena,

no podemos continuar.

Estupefactos,

perdimos las rimas ya hace mil años,

pero seguimos sin miedo.

Y vemos el agua crecer

poco a poco.

No te asustes,

yo tengo algo que decir

y va a prevalecer hasta que todos seamos
ancianos.

No le hagas asco a la muerte,

si es así como toman importancia los años.

35.   Timidez

Condecorada,

mi corona florece

a los saltos de niños gigantes.

Sastrecillo valiente y sus moscas,

¿acaso todo fue una terrible broma?

36.   Perfume

Servilletas plegadas,

novecientas plegarias,

blanquecina mancha,

mis manos

atadas,

vírgenes lágrimas,

miles de palabras:

redención

anonadada.

37.   Revolucionario

Belgrano,

San Martín:

próceres revolucionarios.

Me dijeron que cruzó los Andes en camilla

ese joven mercenario.

Pesos pesados en nuestras almohadas,

plumas pinchan recuerdo, la virtud alada.

Un pájaro negro filmando con mi cámara, me doy

vuelta en la silla.

La película no me mata, incluso sin tu amor en

millas.

Tu estrella de David me encanta,

levanta las olas del mar.

Sacudí las sábanas y cantame la letra.

Sabés que no soy mala

y, sin vos, prefiero estar muerta.

38.   Luz dorada

Vemos lo que queremos:

una luz delgada,

quizás dorada,

dañada.

En mi palma

brilla la salvia.

Diez minutos de nada.

Manipulo la strada,

camino un rulo con mis caladas.

No miento, ma,

solo me hago la mala.

39. Sábana

Un pedacito de pan

busco junto al jacarandá.

El amor está en cualquier lugar.

Mi paranoia verde nunca va a cesar.

Una lluvia tibia, tal vez,

se la llevará.

No llores por mí, Argentina,

la fe Dios te la dará.

40.   Vamos

Perduro con uñas y hierro duro contra piel, fuerza seca, flores, cardos.

Corro por los prados de jazmín encarcelado.

¿Acaso soy yo el comisario?

Vení para acá, desacatado.

41. Realidad

Tierniza el sufrimiento.

Hiel, pelos en mi nuca.

Ternero.

Piel de plumas.

Somnoliento.

Diez minutos.

Pies en el hielo.

Sangre se coagula.

Manos con el viento.

Paloma de mil plumas.

Por favor, recordá mi tiempo.

42.   Leguas

Capitán Nemo.

El Nautilus entra y sale,

Atlántida yace y solo ante la esperanza renace.

Peces raros de colores.

Sumergida como el submarino

trato de calmarme.

43.   Carisma

Nos vemos del otro lado,

estruendo del terror.

Beso del muerto esqueletizado,

nunca va a gemir de amor.

No me hables, ni me mires ni me des paz,

solo dame un poco de miel.

Al final, la sabré saborear.

44.   Ánima

Dicen que los duraznos son de los duendes.

Qué maravilla, qué campanas suenan.

Quizás me impresiona mucho la suerte,

pero por eso espero esa dulce miel,

ese pequeño trébol de cuatro hojas

con el cual muerte no tendré.

45.   Olas

Celofán empapelado,

falso cartón troquelado,

fin del círculo y amuletos quemados,

como calcinar un recuerdo.

Sus puños y el pinchazo

o el dolor de mi nuca caliente

cometiendo error tras error, a veces, consciente.

Quizás no era la vida,

quizás sí lo era entre la gente

o quizás sufrí el dulce susurro de un ente.

46.   Ataúd

Porque mi corazón está hecho de acero

y cubierto de madera,

con burbujas y espuma del océano,

caracoles y hiel.

Luego platino,

núcleo de miel.

La madera alrededor

forma una cuna divina,

un cilindro sobre otro cilindro.

Tiempos idos,

veinticinco años cuento en el vino.

Mi cuerpo se mete en el árbol

y voy para arriba,

raíces y todo,

ramas y flores y frutos

y ornamentos.

La nave de mi vida

me trae la vid

en el laurel de un cuervo.

Alas contra el viento...

dame esa paz que yo tengo

solo cuando pasa el viento.

47.   Maldad

Oro rojo y orzuelos cansados;

hasta errores de ortografía tengo ya por el tiempo pasado.

Las flores rosas me sonríen y me recuerdan a San Marcos o,

quizás, al jardín de mi abuela:

infinitas enredaderas,

frutos vivos

y jazmín blanco.

Si tan solo pudiera cerrar los ojos y no querer más,

o simplemente tener paz

o dormirme acostada en el pasto.

48.   Océano

Pues la cuenta regresa,

o es regresiva.

Un adjetivo.

¿Seré yo la que se da vuelta

por diamantes desteñidos?

Su belleza me aterra.

Atenea de los mares vivos.

De vez en cuando la muchacha

sostiene una virtud

contra seres malignos.

49.   Repetición

Florecer.

Hiel sin piel

y pelo con rulos.

Poros por crecer, nave por tener.

Dios te mira florecer

guiando tus manitos para que vuelvas a tu ser.

50.   Corrientes

Paraíso:

azúcar rubia,

tus rizos.

Mis oídos tapados:

otitis mal curada.

Me muerdo los labios:

palabra estancada.

Un caballo encerrado en el establo.

51.   Nada

Saber...

Somos seres humanos sin saber lo que es hoy.

Camino sin lentes de sol,

dejo los rayos calcinar.

El don que tengo te voy a dejar,

escuchemos el cálido perdón del mar.

52.   Cuervos

Digamos

que amamos

a seres azules del cosmos.

Sobrevivimos.

Como lobos aullemos

por los tejados;

sonidos conocidos,

mil ángeles encarcelados.

53. Playa

Camino por un sendero junto al mar.

Me pregunto si en Atlantis queda algo para contemplar.

Alrededor, un templo.

Poseidón ruge con sus oleadas y su sal.

El calor de la arena no se puede comparar.

54.   Optimismo

El abismo de Jack

construye una casa de huesos y cal.

Asesino serial

se confunde y con optimismo

al infierno se da.

55.   Pan

Una palabra por cada hora.

Me siento en la mesa.

Una irrisoria disculpa

escapa de mis labios.

Con párpados pesados

la vida eterna me pesa

e imploro con ademanes,

y las plegarias no cesan.

56. Saturno

Controlo los planetas

como orbes en mis aros.

El azulejo.

Le meto tres sorbos al trago.

Sostengo mi locura en la mano:

un amuleto un tanto extraño.

57. Verano

Pocos días faltan para moverme o quedarme o
mudarte o

hacerse dueño.

Helado de crema del cielo

yace derretido en mi cama de ensueño.

58. Estación

La simple torpeza.

Quizás yo sea un poco terca

pero firme.

Cuento las cuentas

al hacer mi pulsera.

Controlo mis misiones

y me acerco a la primavera.

59.   Flor

Cómo agotar la sangre del mar.

Piletas de aceite y óleos por pintar.

Contaminada de verde

a la playa entro sin mirar.

60.   Aceptar

¿Quién es perfecto?

O,

si es por eso,

perfecta.

Si la mujer

es fluida

o fluye,

esta mujer

me consume.

Me consumo a mí misma

como agua dentro de una nube.

Sigo lloviendo por ahí como una

extraña a mí misma.

Consigo mis amuletos y me doy prisa.

Me voy en el próximo tren

al país de las maravillas.

61. Aullar

Qué lindo tener a alguien por quien reír y por quien llorar.

No me roben el tiempo,

fantasmas del follaje,

algas y arrecifes.

Nado en mi verdadera paz.

62.   Danzar

Traeme flores,

corré por la vereda;

no vengas por los aromas de las rosas,

sino por el amor de mi prosa y, si tengo manos llenas de ornamentos,

poneme una flor en el pelo

amarillo con amor.

Nuestro dios

es simplemente

y suave,

su dolor es rosa.

Con amor.

No tengas miedo.

Humilde, una diosa.

Yo entro con una orquesta,

no me dudes,

pues escondo estas maniobras.

63.   Brisa

Nombres malditos, risa.

Mujeres aterrorizadas

juegan a la ouija.

Los niños.

¿Cuál es ese miedo?,

ese temor carnal

lleno de venas

y cientos canales del mal,

pues los restaura

una brisa enferma,

una brisa solar,

una brisa eterna,

esperanzada

como la espuma del mar.

64.   Paz

Palomas.

Chula.

Un ascensor en Buenos Aires.

Ser niño es la paz:

girar en la calesita,

sentir las olas del mar,

ya incluso envuelto en una toalla lleno de arena.

El aire trae paz.

65.   Renacer

Locos,

vagos

y mal vividos

se juntan alrededor

del aljibe.

Como esclavos gritan

seis plegarias,

ocupan sus promesas

y describen sus crímenes.

El temor los consume hasta niños,

sus estómagos calcinados,

el fuego de los humanos.

Teseo apedreó a sus hermanos,

renació

para verse minotauro.

66.   Separación

Obituaria sensación,

huesos cansados,

cruz de algodón

color lima,

amarillo engañoso,

fiebre del sol,

poder mortuorio;

mártires en unísono

matan a dios,

viven en fe y canción,

respiran su prosa.

Mantra de estrellas,

cuna de arroz,

continúan cantando

ovejas,

preocupados por un clon,

Dolly,

Helly,

o María Elena.

La reina batata

en sus sueños me visitó.

El merodeador se sentó a mi lado,

un sándwich de mermelada

me ofreció,

y yo,

sin saber que estaba ya en Atlanta,

en mi lonchera lo escondí.

Viaje emprendí

como un aprendiz

y luego, al atardecer,

me lo comí.

67.   Nerviosa

La poesía pagana

me regala unas rimas,

así como hojas dobladas,

cortes de papel y letras quemadas.

Es mi dialecto o mis palabras,

no sé ni lo que digo.

Páginas secretas,

papel amarillo desteñido,

hojitas todas con dobladillo.

Un poema perfecto no existe

porque a veces al final tampoco riman

o tienen sentido.

68.   Volumen

Dios te quiere matar

para que puedas renacer.

El amor te salva del dolor,

de la muerte, y del infierno y de la hiel,

pues renacés en tu mismo cuerpo,

y un día abrís los ojos

y sos nuevo,

sin siquiera saber.

69. Mal escrito

La noche despide su manera arrogante.

Levantate en el medio de la obra,

sos actriz, no una niña tonta.

Yo quiero que grites y cuentes un secreto;

el mundo va a sacudirse,

y después viene el capitán Beto

con su nave de Haedo.

Quizás no haya un mañana

pues el presente no es más que un momento.

70.   Otro lado

Corrijo mis lecturas,

desencadeno mis ataduras,

agarro mis muñecas entumecidas.

Un beso,

quizás un verso,

sí,

el viejo portal del cielo.

71.   Adiós

Ya nunca va a doler.

El dolor comienza en la sien;

te sigo viendo en mis ojos,

mis párpados mienten,

el tatuaje de tu mirada

con el tiempo se disipa,

lo dejo de ver bien.

Cambié todo mi ser por vos;

ya no te tengo,

un simple recuerdo pronto vas a ser.

72.   Uno

Una

palabra

cada

día

duele

más.

Mi

herida,

mis

alas

tendidas.

No

puedo

volar,

o

elijo

estar

calcinada

debajo

del

sol,

apretada,

sin

ningún

acuario.

Agua

dulce.

Me

llevo

las

manos

a

los

ojos,

cierro

mi

cerebro

e

imploro

que

la

imagen

del

diablo

no

se

sostenga

en

mis

párpados.

Y

continúo

acostada,

apelmazada,

pero

me

levanto,

camino

por

la

costa

con

remordimientos

constantes

y

pensamientos

errantes,

palabras

cortantes.

Suena

el

arpa

de

la

mujer

soñante.

73.   Qué alegría

la de las campanas;

suenan y, aturdida,

me cuelgo de la soga.

Meciéndome, hago el bronce sonar:

campanas,

campanas,

campanas...

ya llego a Buenos Aires.

Vamos, que hablar español es arte;

vamos, con campanas, campanas, campanas.

Ya algún día

me olvidaré de cómo se sentía besarte.

74. Uñas largas

y dedos torcidos.

Ofrezco una tregua

con el mundo

y el valor de los alienígenas.

Ya me cambio las botas

por unos tacos gigantes.

Vamos a comenzar la obra.

Se abren las cortinas;

grito por mi libertad

a un anfiteatro lleno de sombras.

75. Lobotomía

Las horas pasan.

Me pega la vida,

me llegan olas de muerte y fervor.

El diablo me tira para abajo,

incluso me canta una canción,

me hace subir escalones

una y otra vez,

como un bufón.

Yo entiendo la cal,

yo entiendo el dolor,

yo entiendo las encías sangrantes,

yo me pregunto quién soy.

Yo soy esa noche de calor,

yo soy esos momentos feos

y una amistad sin nada mejor.

Yo soy la desidia

y el dejarse estar,

pero también soy el amor,

un pequeño espacio entre los dos.

Ya me morí,

pero en una burbuja continúo siendo,

o quizás soy.

Recordarme para siempre.

Si yo lo pienso,

juntos estamos,

yo estoy en vos.

76.   Paprika

En mis sueños siempre corro,

me escapo,

robo medicamentos en un apocalipsis con calles
desoladas.

Estamos yo y mis amigas,

sostenemos antorchas, como brujas.

Mis sueños no son en vano:

me cocino viva mientras les sonrío a los extraños.

77.   Relleno

Me cuesta dormir.

Saludo a la mujer que vive dentro de mi mente,

cada noche la elogio y la amo

pues ella es yo y yo soy ella.

Si repito la palabra,

eso quiere decir que no soy un extraño,

o simplemente soy una.

78.   Feminismo

¿Es linda por dentro?

¿Importan su alma o sus senos?

Ya me cansé de mirarme al espejo.

79.   Abuelo

Nos va a dar vid.

La paloma asiente con virtud,

vuela arriba nuestro con laureles.

Una pequeña corona de espinas tengo;

crucificada, vuelvo a aceptar mis duelos.

Si para que duela tiene que sangrar, nena,

dale, que ni un solo día de tu vida te vas a tener
que asolear.

80.   Traidor

Cada minuto que pasa

me olvido un poquito más de tu cara.

El tiempo me traiciona

al querer tener mis memorias encapsuladas

o la libertad encontrada

solamente en tu mirada.

¿Soy una criminal

o quizás una bruja

por querer estar en tu pecho acostada?

81.   Pensión

No quiero correr

o escaparme de un sueño;

una pesadilla es ceder

o quedarme en mi playa de plástico.

Cansada de mi fe,

a veces me olvido de lo lindo que es ser.

82. Espalda

Vamos de vuelta,

nos agarramos de la mano,

sentí el calor de tus entrañas,

cuerpos amarrados.

Si tan solo la locura nos salvara

o hiciera a la luna brillar con más fulgor...

Esta noche le pido a las estrellas que su destello

nos dé amor.

83.   Aquemini

Nos vemos del otro lado.

Estruendo del terror,

beso del muerto esqueletizado

nunca va a gemir, amor.

No me hables ni me mires ni me des paz,

solo dame un poco de miel.

Al final la sabré saborear.

84.   Línea

Qué cansancio

en mi espalda;

cargo el solsticio

o la insolación de mi cuerpo,

la calcinación de mis dedos

al tocar la vela, al pensar en vos, al atacar el don,
al esperar tu voz.

Corro sin ganas,

ya me estoy muriendo por vos.

85.   Niño

Chocolate suizo,

dulzuras que duelen;

no he cometido un delito,

mis cien dolores mueren.

Quizás sin amor nunca más,

solo he actuado como un niño,

solo le he tenido miedo a la muerte.

86. Números

Todos los días espero,

aunque nunca encuentro el futuro.

Más que futuro, es una ola que ruge como el presente, con facilidad lo noto.

Y qué más queda que apreciarlo

porque, cuando veamos el futuro,

ya va a ser demasiado tarde

para abrazar los segundos.

87.   Dolarizar

Cuentan que había un viejito

atendiendo un puesto de panchos;

hasta la noche noche se quedaba.

Y casi dormidito escuchaba el viento,

saboreaba el tiempo,

pues cada uno de sus días traía la misma sal.

Cerraba los ojos y se deleitaba al mirar,

un par de segundos sin tiempo,

unos momentos tan dulces como el merendar.

Se veía en su casa,

en una silla de madera,

mecedora quizás era,

agarrando un libro o revistas,

todas distracciones, o sus pastillas,

que le daban manija

a la situación

de tal adormecimiento,

ese poder fatal

al que los artistas llaman laburar.

88.   Vibraciones del cielo

Cómo puedo vivir sin morder el hielo,

electricidad a mi cerebro.

Sin consciencia me arranco los pelos;

es una sentencia este demonio de invierno.

¿Por qué hace tanto frío en el infierno?

Quizás es lo que calcina al fuego,

pues lo escupo, y apago consciente

la llama que siempre estuvo adentro.

89.   Esperanzada

¿Qué nubes?,

¿cuáles campanas?

Escuché sórdidos sonidos,

ojos cerrados

caminando al altar.

Mis gemidos,

dolor tan minúsculo

que lloro al llegar

con un chasquido

de magia al azar.

Ese hechicero me tiene carcomida,

¿qué tal la comida?

Tez de sangre,

rojas sus mejillas,

ojos verdes, grandes,

sonrisa de gato andaluz.

Mi vida entera en un destello.

Benditas tu luz

y tu mirada,

bendita tu alma

que me llega en calmas oleadas

de vapor

contaminada.

Estuve ocupada,

pero ahora, renovada.

Algo espera, algo humea,

algo comienza,

sin saber,

la luz humana.

90. Risas

Me duele la panza,

quizás tome un té de jacarandá.

Las venas se me hinchan

y la fuerza en el corazón se me va.

Miro, secretos ángeles me miran,

me tiran una brisa, un suspiro de paz.

Una piña me pega el tiempo;

en este mundo revertir no existe,

simplemente se puede estar.

91. Altas

Arrecifes abandonados.

Una sirena canta.

Su voz se tierniza

en la Vía Láctea.

Estrellas,

pólvora y salvia,

incienso y mirra.

Mi lengua arde blanca;

el silencio es mi voz.

Agarrate de la bandera:

el universo en llamas.

92. Con la fe como estandarte

Una renguera mi vida.

Era un desastre.

Tambaleando voy entre las nubes

y las gotas de aire.

Globos inflándose,

mi cama en los buenos mares.

La deriva no es el fin:

es el timón de un espíritu errante.

93.   Y ahora

Escribamos una historia, hagamos de dolores la gloria.

Había una vez una bella princesa

que deseaba a un príncipe azul que la rescatara.

Ella se odiaba a sí misma,

pero cuando él la miraba,

le despertaba una sed extraña,

un saludo de naftalina,

una calada de dolor y salvia.

¿Quién será esa sucia princesa,

esa dulce melaza,

chocolate con pasas

en mi cerebro?

La dulzura tuya no pasa,

como una barrita rancia.

Yo no quiero que te vayas,

quiero que me traigas una latitud firme,

o quizás la virtud de decir palabras.

94.   Amarrada

El cuerpo se cansa

de absolver los pecados.

Con un poco de salvia,

menta y albahaca,

sabores verdes de cabezas heladas,

cubos de hielo y gente que te ama.

Qué favor,

qué ofrenda

aprendo

sentada en una balsa.

95.   Tardar

Espectáculo.

No merecen prestigio

las mujeres con arpas y el Astoria,

pecados de hielo y sus diez notas,

ladies, ladies, ladies, ladies,

canciones acordes y ondas.

Enfriame un poco la cabeza,

haceme tu novia.

96. Catre

Estoy perdida

en una calle sórdida,

cocino espárragos en una esquina.

Calladita,

no vayas por esa

fe mórbida,

no rimes y no mires a las personas.

Da una fe con esa tez sólida.

No mires a tu mamá con esa paz de amor tan alcohólica.

La alcoholemia me hace respirar. Me bajo del auto y les grito:

«¿qué me hacen, si yo estoy acá soy una momia?».

Siempre me van a recordar.

97.   Yo

Guarden un pedazo de torta

en la heladera cubierto de cosas,

ornamentos de menta,

cerezas y crema;

un bizcochuelo de vainilla,

miel de mil abejas.

Espero en mi colmena

pues, loca y sedienta,

yo soy la reina.

98. Callar

Propósito transitorio,

inocuo obituario;

sin anclas,

camino por el espacio.

99.   Estoy

Estoy,

estoy,

estoy,

estoy,

estoy,

estoy enamorada,

estoy en paz en mi morada.

Amor, lápidas armadas,

mis sueños:

un fénix

de alas doradas.

Corazón de madera,

me trepo por las lianas

soy una princesa

en una isla desierta,

en un abismo de mujeres malas,

en una soberbia plenitud rosada.

100. Recuerdos de otra vida

Alucino con sonidos pasados

que me trae la noche,

el viento quiebra mis lágrimas,

partículas de sabor y tiempo

viajando en el aire.

Camino en el frío y la llovizna.

Sigo pasos.

Camino por la misma manzana

miles de veces;

vehemente,

suspiro y digo:

quiero ser tu sombra para siempre.

Biografía de la autora, Delfina Piña Exeni

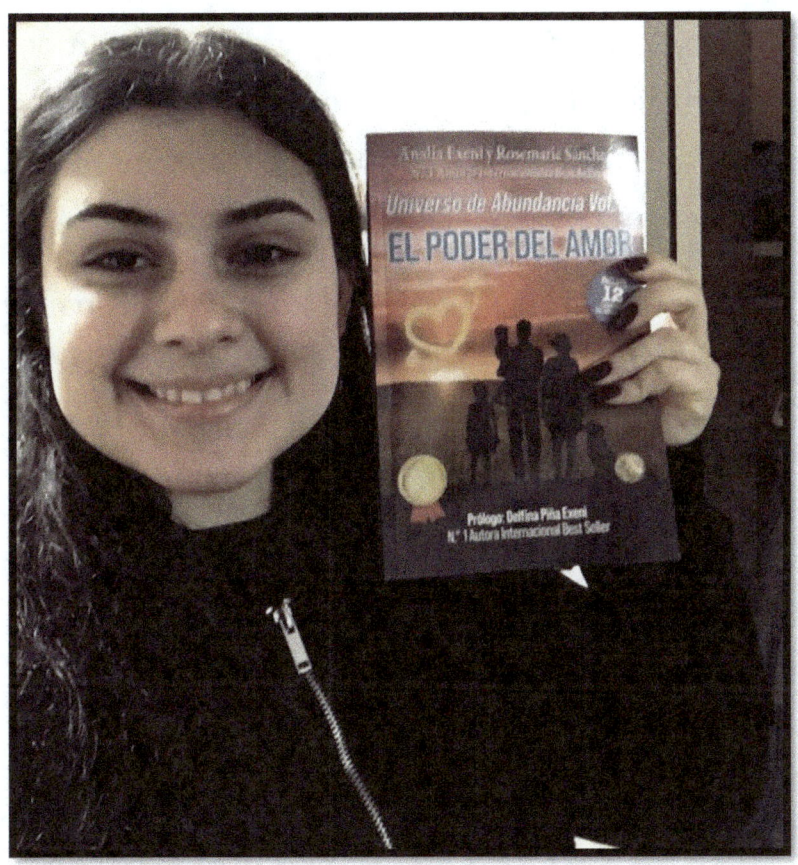

Delfina Piña Exeni es escritora y poeta. Escribe libros en idioma español e inglés.

Ha desarrollado su faceta como guionista y escritora de libros con el propósito de inspirar a otras personas a leer y valorar este maravilloso arte.

Tiene diecinueve años. Nació en la ciudad de San Luis, Argentina, el 15 de mayo de 2004. También es ciudadana italiana.

Como escritora, ha sido galardonada internacionalmente y ha obtenido sus diplomas como autora internacional *best seller* y figura pública internacional.

Su libro *sé líder de tu vida: Descubre tu pasión y conquista tu vocación* es exhibido en la feria del libro de Frankfurt, Alemania, en 2023.

Durante 2022 y 2023, vivió en la ciudad de Vancouver, Canadá, donde asistió a la universidad Capilano para estudiar la carrera Motion Picture Arts, mientras permanecía en el campus universitario, junto a otros estudiantes de diferentes lugares del mundo.

En 2019, con quince años, participó en la Cumbre Mundial de Liderazgo Juvenil (GYLS, Global Youth Leadership Summit) en la Universidad de San Diego, California, Estados Unidos, organizada por la Fundación Anthony Robbins. Allí permaneció durante una semana dentro del campus de la universidad, conviviendo y compartiendo diversas actividades, como conferencias, talleres y trabajo en equipo, junto a jóvenes de cuarenta países de todos los continentes. Este entrenamiento ha sido 100 % en idioma inglés.

Es una joven apasionada por el cine, escribe guiones y realiza sus propios filmes, tanto de forma animada como con actores. El 21 de marzo de 2021 realizó su primer rodaje, con el que debutó como guionista y directora de un cortometraje.

Realizó deportes hípicos por más de nueve años (entre los cuatro y los trece), entre ellos, equitación, salto hípico y polo. Luego, abandonó las prácticas debido a un nuevo compromiso espiritual con el respeto por los animales.

Amante de la naturaleza y del reino animal, durante su infancia y adolescencia se ocupó de rescatar perritos de las calles, de proporcionarles tratamientos médicos y de adoptarlos. Esto la llevó a un cambio de vida en todo sentido y a adquirir nuevos hábitos saludables.

Estudió durante dos años en la Escuela de Gastronomía del famoso chef español Borja Blázquez para desarrollar recetas vegetarianas y veganas. Allí aprendió a cocinar platos internacionales *gourmet* y pastelería. También ha participado en eventos empresariales y comunitarios cocinando paellas vegetarianas para más de quinientas personas, donde se desempeñó también como anfitriona.

Desde temprana edad ha viajado por muchas ciudades del mundo. Ha descubierto América de norte a sur y Europa, por lo que adquirió una gran cultura general. Esto le ha permitido desarrollar una gran sensibilidad por los idiomas. Habla y escribe perfectamente en inglés (nivel elevado). En 2021 ha rendido el examen internacional TOEFL con honores. Fue la estudiante más joven de su ciudad en alcanzar la calificación más elevada.

Tiene facilidad para los idiomas y disfruta mucho conociendo otras lenguas, por eso ha estudiado también el italiano, el francés y el ruso de manera virtual.

Trabaja desde los catorce años en la editorial Ediciones Autores de Éxito® como traductora e intérprete de español a inglés. Ha prestado servicio mayormente para clientes de Canadá, de las ciudades de Ottawa y Toronto. El 21 de septiembre de 2021, en el inicio de la primavera en Argentina, ha asumido el cargo de gerente de dicha empresa familiar, a sus cortos diecisiete años. Allí trabaja internacionalmente junto a su mamá, Analía Exeni, fundadora de la empresa.

Amante de la música y de las actividades filantrópicas, se ha especializado en bajo eléctrico desde los ocho años. A lo largo de su infancia y adolescencia, se ha dedicado a servir a su comunidad, ocupándose continuamente de desarrollar actividades benéficas como voluntaria en hogares de personas con discapacidad, donde ha ido a tocar música con su bajo, junto con otros jóvenes.

Tiene gran afinidad por las artes. Ha estudiado artes plásticas y ha logrado crear cuadros en las técnicas de óleo y acrílico.

Actualmente, dedica su vida a vivir su gran pasión por el cine, escribir libros en idioma español e inglés, redactar guiones y realizar sus propios filmes.

Este libro cuenta con apoyo de

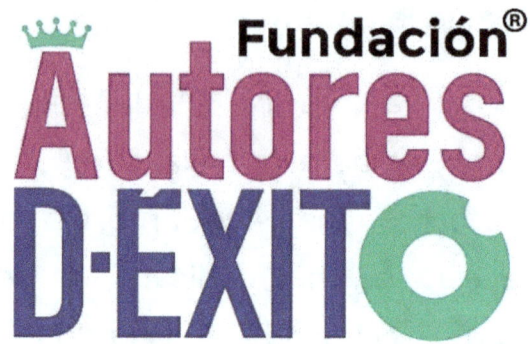

Fundación®
Autores D-ÉXITO

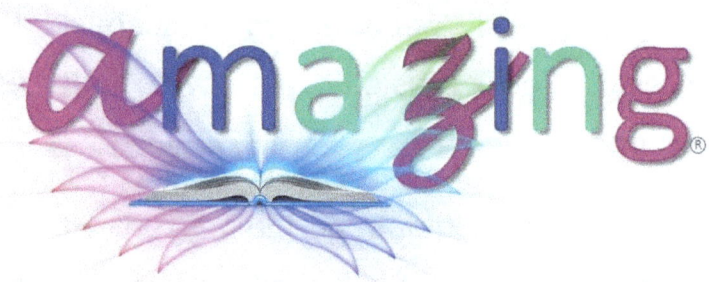

Delfina Piña Exeni

¡Muchas gracias!

Otros libros publicados

Disponibles en todos los mercados mundiales de Amazon.

Como autora:

- *Random MOVIE Reviews.*

- *SÉ LÍDER DE TU VIDA: Descubre tu pasión y conquista tu vocación.*

Como coautora:

- *Éxito y felicidad. Vol. 1.*

- *Éxito y felicidad. Vol. 3: Triunfa con tu emprendimiento.*

- *Liderazgo es amor: Tendencias de triunfo.*

Como prologuista:

- *Universo de abundancia. Vol. 2: El poder del amor.*

- *Honra a tus padres en vida.*

Escribe TU LIBRO

¿Te atreves a escribir?... Esta es tu gran oportunidad de trascender.
▶**«Curso CÓMO ESCRIBIR TU LIBRO *BEST SELLER*»**

Con el método certificado Analibro® de Academia Autores de Éxito®.

- Entrenamiento de excelencia con herramientas profesionales y garantía de éxito.

- Capacitación 100 % *online* con entrega de certificado.

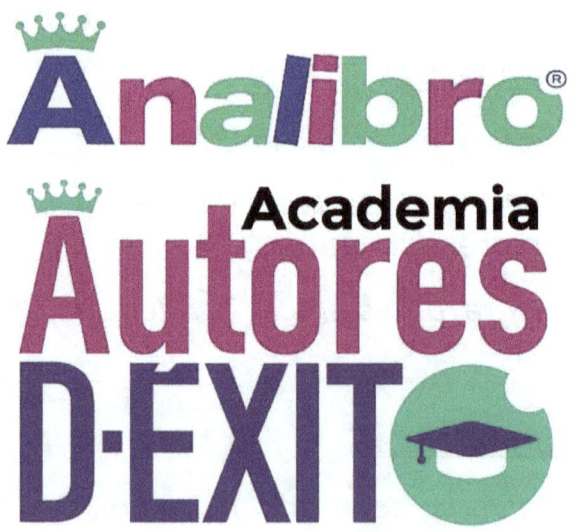

www.analiaexeni.com

Publica TU LIBRO

►**Editorial Ediciones Autores de Éxito®
te ofrece la oportunidad de publicar tu
libro en todo el mundo y transformarlo
en un *Best Seller*.**

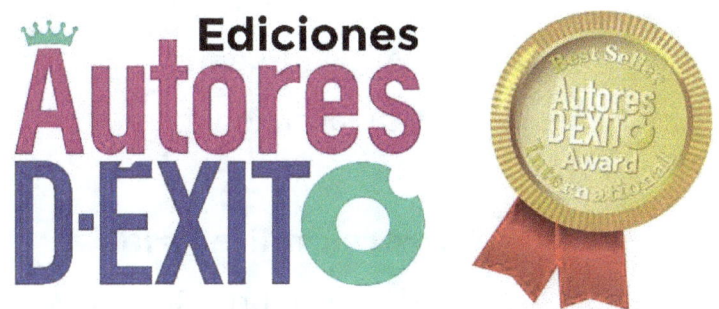

¡Vuélvete INMORTAL!

Trasciende a través de tu libro.

www.analiaexeni.com

EQUIPO DE TRABAJO

Autora

Delfina Piña Exeni

Editorial Ediciones Autores de Éxito®

Editora

Analía Exeni

www.analiaexeni.com

Corrección literaria

María Fernanda Rey

Diseño de portada

Hugo Pérez

Si te gustó este libro, por favor, deja un comentario positivo en

Amazon.

¡Muchas gracias!

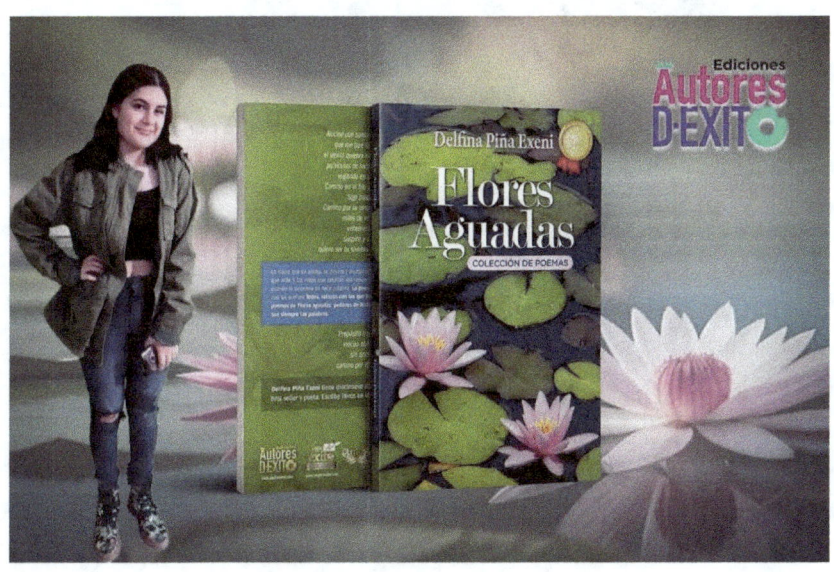

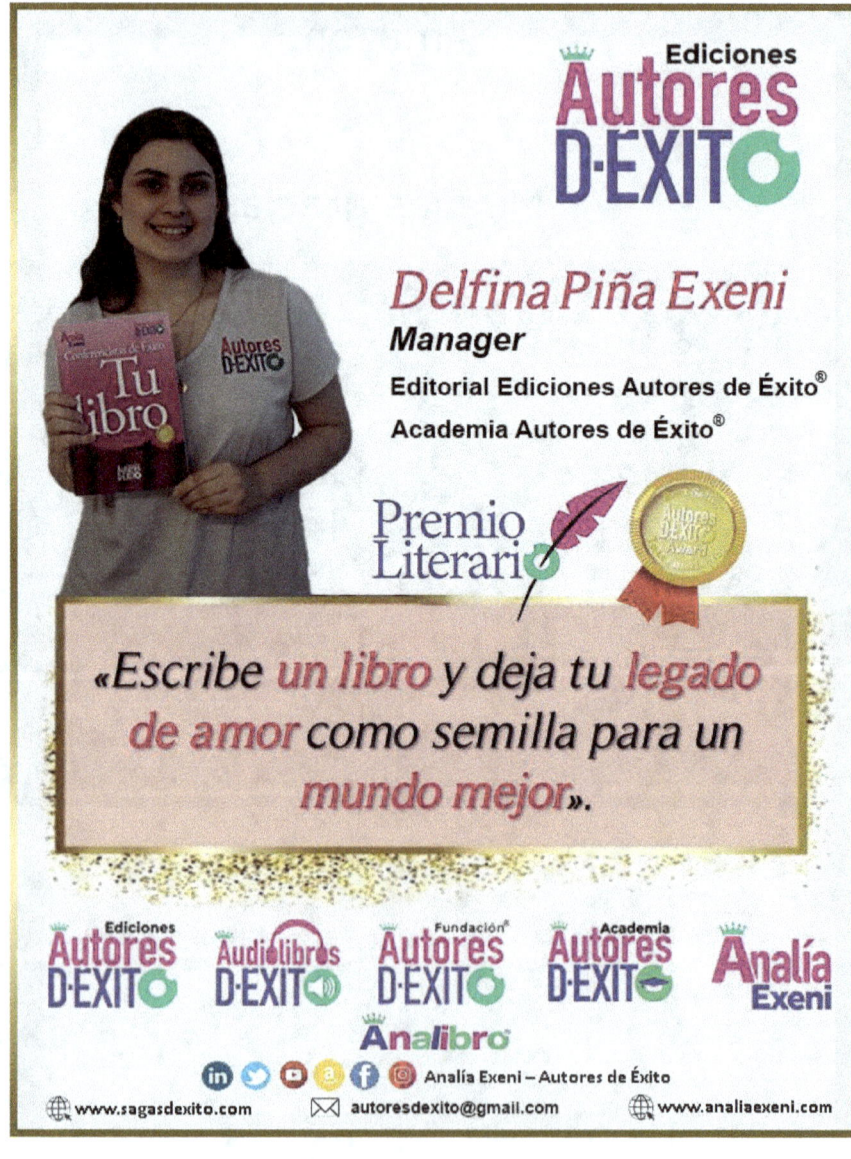

www.ingramcontent.com/pod-product-compliance
Lightning Source LLC
Chambersburg PA
CBHW072307290526
45794CB00002B/566